MW01245588

El Nuevo Bebé en Casa

Todos los Cuidados Importantes
que debes Saber de tu Bebé
Recién Nacido

RICHARD FRANK

EL NUEVO BEBÉ EN CASA

EL NUEVO BEBÉ EN CASA

EL NUEVO BEBÉ EN CASA

TABLA DE CONTENIDO

INTRODUCCIÓN

Pocas cosas pueden compararse con los primeros meses de vida de un bebé, pues son los que impactarán fuertemente en sus primeras etapas de desarrollo; desde el estado de ánimo y la energía, hasta su estado de salud en general. Durante sus primeros 5 meses de vida, los bebés duplican su peso al nacer, y el tamaño de su cerebro habrá aumentado un 30% al cumplir los 12 meses. Y dime: ¿quiénes, si no los bebés, tienen la capacidad de crecer más de 25 centímetros en un solo año?

Si estás por tener a tu primer bebé, es normal que ya te sientas invadido por la duda y te pienses muy poco capaz de asegurar que el crecimiento y desarrollo de tu bebé marchen como deberían.

Pero te tengo una buena noticia: la naturaleza se ocupa de gran parte del proceso y durante los primeros meses no tendrás que hacer demasiado, pues las etapas atravesadas por los bebés suceden casi al compás de un reloj.

Los bebés no vienen con un manual de instrucciones, a diferencia de casi todo lo que compramos en la actualidad. A decir verdad, nadie sabe cómo criar a un niño al pie de la letra por la simple y sencilla razón de que eso no existe, ni nunca existirá.

Esta guía no pretende contener toda la información de lo que los padres deben saber, antes bien, el propósito es orientar a los padres y cuidadores hacia la dirección correcta para una crianza positiva de su bebé. En la crianza no hay tal cosa como soluciones únicas porque cada bebé tendrá una personalidad y necesidades distintas. La idea es que este material pueda servirte como una guía básica y que a la vez pueda aplicar para la crianza de todos los bebés en general.

Sin importar si eres un padre primerizo o si estás esperando a tu quinto hijo, espero que la información de este libro haga un poco más sencillo el proceso de crianza de tu recién nacido.

CAPÍTULO 1: LOS PRIMEROS DÍAS EN CASA

Es normal sentir una amplia de emociones cuando ves a tu recién nacido por primera vez: podría ser agotamiento, podría ser euforia. Y si se trata de tu primer hijo, cuando atraviesen juntos el umbral de la puerta de la casa por vez primera, probablemente te sentirás en una situación extraña y poco familiar. Tal vez hasta te sientas abrumado cuando te des cuenta de que tu vida cambiará para siempre, pues lo que antes era una casa habitada únicamente por adultos, ahora se ha convertido oficialmente en una casa familiar desde la llegada del bebé.

Aunque te hayas preparado por varios meses antes de la llegada de tu bebé, y aunque hayas comprado todo lo que necesitabas y hayas pensado largas horas cómo será tu vida ahora al ser padre o madre, lo cierto es que sobre la marcha te encontrarás con varios cambios que tendrás que hacer. Todo esto podría parecer decepcionante para algunos padres.

Los padres primerizos suelen preocuparse demasiado por el bienestar de su bebé, y regularmente se encontrarán observándolo durante horas solo para asegurarse de que siga respirando mientras duerme. Podrías incluso olvidarte de la diferencia entre el día y la noche durante un tiempo, o pasar varias horas en ayunas porque se te ha olvidado comer. Tu atención se centrará en satisfacer las necesidades básicas de tu recién nacido, y al menos en las primeras semanas de vida de tu bebé, este será un trabajo de 24 horas al día, los siete días a la semana.

Cuando vez a tu hijo por primera vez, es normal que sucedan dos cosas: o te enamoras a primera vista y sientes una conexión instantánea, o te das cuenta de que necesitarás un tiempo más de convivencia para crear dicha conexión y forjar un lazo con él.

Hay madres y padres que se sentirán verdaderamente exhaustos después de que nazca el bebé, y no serán capaces de establecer ese vínculo afectivo de inmediato. También hay casos en los que haber tenido un parto largo o complicado podría afectar los sentimientos de la madre y, repito, es completamente normal.

Está bien que te tomes tu tiempo, pero procura tener el mayor contacto posible con tu recién nacido. Si bien su sentido de la vista es casi inexistente en este punto, considera que ya tiene un gran sentido del tacto y del olfato, y seguramente disfrutará tus caricias y de acurrucarse y ser abrazado por sus padres.

Dependiendo de las condiciones del parto, podrías ser visitado por una partera durante los primeros días para comprobar que todo marche viento en popa con la madre y el bebé.

El alumbramiento y los efectos en el cuerpo de la madre

En este punto, tu cuerpo ha hecho el arduo trabajo de crear y traer una nueva vida a este mundo, y podrías sentirte adolorida, exhausta, e incluso un poco triste, y es completamente normal. En los días posteriores al parto, tu cuerpo pasará por varios cambios que no podrás evitar, sin importar cómo diste a luz o si a tu bebé lo amamantas o alimentas con leche de fórmula.

Poco tiempo después de alumbrar, las madres experimentarán un sangrado muy similar a un período con flujo abundante, mismo que disminuirá después de 2 o 6 semanas. Durante este tiempo, tendrás que usar toallas sanitarias y no tampones, copas menstruales, ni nada que debas insertar en tu canal vaginal.

De manera similar, muchas mujeres experimentan estreñimiento después de dar a luz. Procura comer alimentos ricos en fibra y mantenerte bien hidratada para no crear más complicaciones. Si la situación no mejora, ten la confianza de hablar con tu médico para que te recete un ablandador de heces o laxante.

Habrá casos con complicaciones aún después de dar a luz, y estos son algunos de los síntomas y señales que debes tomar en cuenta porque requieren de la intervención de un profesional:

-Hemorragia postparto: es decir la pérdida de 500 ml o más de sangre en poco tiempo. Por lo general, esto ocurre cuando la madre todavía se encuentra en el hospital, por lo que podrá recibir atención médica inmediatamente. Sin embargo, si ya te dieron de alta y estás en tu casa cuando comienzas a sangrar mucho, llama a una ambulancia para ser atendida.

-Dolores de cabeza persistentes y severos: estos podrían ser señal de preeclampsia, que a su vez suele acompañarse de náuseas, vómitos, acidez estomacal e incluso problemas de visión.

-Fiebre alta: Podría ser signo de una infección propagada de una parte de tu cuerpo a otra.

-Dolor abdominal: Si comienzas a sentir dolor en la parte superior o superior derecha de tu abdomen y sientes malestar en general, podría ser síntoma de una condición que afecte el hígado y la coagulación de la sangre.

Si notas alguno de estos síntomas o cualquier otro, llama a tu médico apenas te sea posible. Podrías estar presentando una condición grave que, si no es tratada a tiempo, pondrá en riesgo tu vida.

Tu mente está intentando ajustarse a estos cambios de vida mientras tu cuerpo lidia con niveles hormonales fluctuantes y otras molestias, a la vez que estás seriamente privada de sueño.

La incomodidad que sientes es normal si piensas que estás saliendo de un trabajo de nueve meses, y por ello mismo es crucial que te des el tiempo y los cuidados necesarios para poder recuperarte.

Los cambios que atraviesan tus senos para poder amamantar

Si vas a amamantar, primero producirás calostro, que es la sustancia que precede a la leche regular. El calostro tiene muchísimos anticuerpos y le brinda a tu bebé un refuerzo proteico y apoyo para su sistema inmunológico. Tardarás unos días en empezar a producir leche regular, y si tu parto fue por cesárea, tal vez podría demorar un poco más. Al prepararse tus senos para producir leche, notarás que se vuelven más firmes y se ven llenos.

Muchos piensan que la producción regular de leche comienza naturalmente, pero no deberías sorprenderte si te encuentras con algunas dificultades.

Y si bien la partera o enfermera de lactancia pudieron haberte enseñado cómo amamantar mientras todavía estabas en el hospital, la realidad con tu hijo en casa podría ser difícil y muy diferente.

Puede ser difícil lograr la sujeción adecuada que te permita amamantar a tu bebé por tiempo prologado, y al principio, es normal que las madres sientan dolor en los pezones. Para evitar el agrietamiento y la incomodidad, prueba diferentes posiciones para amamantar a tu hijo.

No importa si amamantas sentada o acostada, ni el lugar donde decidas hacerlo. En lo que debes concentrarte es en sentirte cómoda, y que el bebé pueda sujetarse sin muchas dificultades a tu pecho.

-Para comenzar, acuéstate o siéntate sobre tu espalda para estar bien apoyada y no sentir incomodidad después.

-Levanta tus pies o rodillas si es necesario.

-Si estás sentada, podrías utilizar una almohada como apoyo, pues soportará el peso de tu bebé y así tus antebrazos no se cansarán tan rápido.

-Si estás recostada, usa almohadas y cojines para apoyar los hombros y la espalda. Una vez que te sientas cómoda, acomoda el abdomen de tu bebé sobre tu pecho y tu barriga, de manera que tenga una superficie que pueda empujar con sus pies. Con tu cuerpo como apoyo, el bebé podrá acomodarse y lograr sujetarse bien a tu pecho.

-Si optas por acostarte de lado, recuesta a tu bebé a tu lado y coloca su barriga de cara a la tuya.

Igualmente podrías probar más posiciones, tales como:

-Posición de cuna. Coloca la cabeza de tu bebé en tu brazo libre.

-Posición del balón. Coloca el cuerpo de tu bebé justo debajo de tu brazo.

-Posición recostada. Recuéstate para amamantar apoyada por almohadas o cojines.

No tengas miedo de experimentar un poco para encontrar la posición más cómoda para ti y tu bebé.

Cómo lograr que tu bebé se sujete bien al pecho

-Tu bebé debe guiarse hasta tu seno usando su labio inferior y su lengua, y debe tocarlo lejos de la base del pezón.

-Acerca a tu pecho al bebé de forma que su cabeza mire hacia tu pezón, para que no tenga que esforzarse tanto en encontrarlo y alcanzarlo. Procura que su nariz esté alineada con tu pezón, y esto le dará el espacio suficiente para inclinar su cabeza hacia atrás antes de sujetarse al pecho. La barbilla de tu bebé debe estarlo guiando, y su boca debe estar abierta para que sus labios encuentren tu pezón.

-Tu bebé debería tener la respuesta natural de dejar caer su mandíbula inferior, pero dependiendo de la posición que hayas elegido para amamantar, podrías ayudarlo a sujetarse y mantener su labio inferior lejos de la base de tu pezón.

Si estás en una posición relajada, sus reflejos naturales deberían orientarlo hasta encontrar tu pecho.

-Puede que acercar el pezón a la boca de tu bebé despierte su reflejo de succión. Si usas el sentido del tacto, será más fácil que tu bebé encuentre el pezón.

Consejos para amamantar

-Para los hombros del bebé, el antebrazo es mucho mejor soporte que la muñeca.

-Posiciona la palma de tu mano detrás de los hombros de tu bebé, y tus dedos índice y pulgar detrás de sus orejas.

-Acuna suavemente la cabeza del bebé con toda tu mano para que él la pueda mover. Igualmente puedes usar tu mano para guiarlo y que logre sujetarse bien al pecho.

-Si te es difícil que tu bebé deje de mover sus manos, intenta envolverlo en una manta.

Si estás teniendo molestias en los pezones y quieres prevenir el agrietamiento, podrías usar crema después de amamantar. La mayoría no necesita ser limpiada antes de la próxima vez que amamantes. Igual podrías usar tu propia leche como humectante para los pezones. Sin embargo, recuerda que la lactancia no tiene por qué doler: si después del período de ajuste inicial te siguen doliendo mucho los pezones, puede que tu bebé no haya aprendido a sujetarse correctamente todavía.

¿Qué ocurre si alimentas a tu bebé con fórmula en lugar de amamantarlo?

Si has optado por darle leche de fórmula a tu bebé, se recomienda que hables con una consejera de lactancia o partera sobre la mejor forma de suprimir tu producción de leche. Solo ten en cuenta que necesitarás algún tiempo antes de que tu cuerpo regrese a la normalidad, pues en este punto ya ha comenzado el proceso de producción de leche.

Una vez que tu cuerpo inicie el proceso de producción de leche, verás llenos tus senos. La congestión mamaria tiende a desparecer después de la primera semana, pero por lo general sí causa algo de incomodidad al principio.

Puedes acudir con tu médico y pedirle que te recete algún analgésico para tratar esa incomodidad inicial, o podrías optar por utilizar compresas de hielo y sostenes especiales. Habrá casos en los que la congestión será demasiado dolorosa y tendrás que extraer un poco de leche a mano.

Tu cuerpo después de un parto natural

Si tu parto ha sido vía vaginal, puede que sigas sintiendo un poco de dolor. Si sufriste un desgarro o una episiotomía, el dolor podría durar varios días. Para ayudar a reducir la hinchazón, puedes recurrir a bolsas de hielo. Y para orinar, se recomienda que no te limpies con papel y en su lugar uses una jarra con agua tibia para asearte.

No te preocupes si al orinar sientes incontinencia; esto es tan solo un efecto temporal. Toma en cuenta que al dar a luz, tus músculos del suelo pélvico están exhaustos.

Hay varios ejercicios que tienen el propósito de fortalecer el suelo pélvico, y ya sea que al principio no sientas gran cosa al hacerlos o que no puedas realizar más de una repetición a la vez, practicarlos diariamente hará una gran diferencia.

Tu cuerpo después de una cesárea

Una cesárea se considera una cirugía abdominal mayor, así que si tuviste que dar a luz de esta manera, se recomienda que otras personas te ayuden durante tu recuperación al menos una semana o dos. Nunca cargues nada que sea más pesado que tu recién nacido; no hagas esfuerzos, y mantén el reposo para que tu proceso de recuperación transcurra sin problemas.

Como después de someterte a cualquier otra cirugía, se recomienda que todos los días hagas un poco de movimiento para prevenir la formación de coágulos en la sangre y ayudar a la circulación. No te conviene quedarte quieta por tiempos prolongados, pues cuando intentes moverte de nuevo, el dolor podría empeorar.

Cuando haya transcurrido un día después de la cesárea, el médico o enfermera retirará el apósito quirúrgico. Presta atención a cualquier signo de infección que notes; los más comunes suelen ser el sangrado excesivo, presencia de pus en la incisión quirúrgica o un olor desagradable.

¿Por qué después de dar a luz me siento triste e irritable?

Es poco realista que te acostumbres de inmediato a todos los cambios que implica traer un bebé a la casa. Muchos padres descubrirán que sentir que vuelven a la normalidad tomará varios días o incluso varios meses. Deja ir cualquier expectativa que tenías sobre cómo debía ser la vida con tu nuevo bebé e intenta disfrutar las cosas tal y como están sucediendo, sobre todo mientras te acostumbras.

Puede que estos cambios sean particularmente abrumadores para las madres, pues después de dar a luz estarán produciendo todavía muchas hormonas distintas. Tal vez experimenten tristeza postparto durante los primeros días, y eso es extremadamente común, pues se ha reportado que más del 50% de las madres atraviesan por esto. Afortunadamente, estas emociones son temporales y desaparecerán a los pocos días o semanas.

No tengas miedo de pedir ayuda en estas primeras etapas y asegúrate de tener a alguien con quien puedas hablar sin importar el momento o el lugar. Pídele a tus familiares y amigos que te ayuden con tareas básicas del hogar (cocinar, lavar, hacer las compras, entre otras). Aunque, claro, también está bien decidir que quieres pasar un tiempo a solas con el bebé.

Si ha pasado ya un tiempo y sigues teniendo pensamientos negativos y sintiéndote triste, presta atención a las señales de depresión postparto, pues esta podría tener efectos muy adversos para ti y requiere del tratamiento por parte de un profesional. No dudes en hablar con tu médico sobre cómo te sientes. Recuerda que la depresión postparto te afectará a ti y a quienes te rodean, incluyendo a tu bebé.

¿Por qué después de dar a luz voy tanto al baño?

Durante el embarazo tu cuerpo almacena mucho líquido, y ahora que ya ha nacido tu bebé, todo ese fluido necesita ser expulsado.

Es muy probable que en los días posteriores al parto orines más de lo que acostumbrabas. De esta forma, tu cuerpo se deshace del líquido acumulado durante los 9 meses del embarazo. De igual manera, notarás que vas a sudar más. Durante esta fase, se recomienda que te asees o duches regularmente.

Tus pies y tobillos podrían hincharse por la gran cantidad de líquido, e incluso podría ser peor que la que tuviste durante el embarazo.

Si bien tu cuerpo está intentando desechar el exceso de líquido, sigue siendo importante que te mantengas hidratada para asegurar la buena salud de tus riñones y tu vejiga, así como para ayudarte a prevenir el estreñimiento.

Si estás amamantando, notarás que sentirás más sed como consecuencia de la producción de leche. Lo recomendable es que tengas siempre una botella de agua a la mano, y que evites tomar muchas bebidas con endulzantes artificiales y azucaradas en general.

¿Es normal que me orine un poco al toser, reír o estornudar?

Es muy normal que después de dar a luz filtres un poco de orina al estornudar, hacer ejercicio, o toser, y esto es conocido como incontinencia urinaria por esfuerzo.

Los músculos del suelo pélvico se estiran de adelante hacia atrás de la pelvis, y su función es parecida a la de un cabestrillo de apoyo. Estos músculos desempeñan un papel central en el control de la vejiga y las deposiciones.

Durante el embarazo el cuerpo cambia mucho, y a medida que el bebé crece dentro del útero, su tamaño termina empujando tanto la vejiga como la uretra. Aunado a ello, los cambios hormonales y el estrés corporal resultante del parto pueden tener efectos en la función de los músculos del suelo pélvico, y estos son los que causan la incontinencia urinaria de esfuerzo cuando no funcionan correctamente.

Lo bueno es que puedes acelerar fácilmente el proceso de recuperación y fortalecer dichos músculos al hacer Kegels, que es como se conoce a los ejercicios del suelo pélvico. Estos son muy convenientes porque los puedes realizar en cualquier lugar y en cualquier momento.

Lo recomendable es que hagas entre 10 y 30 kegels al día. Para hacer una repetición, imagina que estás intentando frenar el flujo de orina o el paso de gas. Cuando los hagas, evita mover las piernas, los glúteos o los músculos abdominales. Los puedes practicar en donde sea porque nadie se da cuenta de que los estás haciendo.

Si no sientes mejoría después de una semana o varios días posteriores a dar a luz, es porque tus nervios están exhaustos. Sin embargo, continúa haciendo los ejercicios y después de una semana verás el progreso.

Habrá algunos casos en los que incluso después de unos meses las madres seguirán teniendo problemas de incontinencia urinaria. Si es el tuyo o si por el contrario tienes problemas para orinar, consulta con tu médico.

¿Es normal que después de dar a luz sienta cólicos?

Estos cólicos son conocidos como "dolores posteriores", y ocurren porque tu útero se está contrayendo para regresar al tamaño natural que tenía antes del embarazo. Por lo general, los sentirás en las 48 o 72 horas después de dar a luz.

Si has tenido un parto múltiple o si estás amamantando, estos dolores podrían ser más intensos. Se recomienda que recurras al ibuprofeno si los dolores son insoportables (y recuerda que lo puedes tomar aunque estés amamantando).

Antes de dar a luz, tu útero alcanzó un tamaño mucho mayor al que tenías antes de embarazarte, a veces hasta 20 veces más grande. Una vez nazca tu bebé, una partera debería examinar tu útero, sin importar si es en tu casa o en el hospital. En la revisión postnatal de las seis semanas deberían volver a revisar tu vientre.

Si ya nació mi bebé, ¿por qué sigo luciendo embarazada?

Conforme tu bebé aumentaba de tamaño, los músculos de tu abdomen se extendieron y debilitaron. Por ello es que tu vientre podría tener una forma similar a la que tenía durante el embarazo. Esta es una preocupación bastante común entre las madres, pero debes saber que es completamente normal y la piel volverá a la normalidad al paso de las semanas. Mantente activa y aliméntate sanamente para que puedas acelerar la recuperación.

Hay ejercicios específicos para ayudar a ponerte en forma y tonificar los músculos después de dar a luz, y que de hecho también sirven para aliviar el dolor de espalda. Consulta con tu médico o partera cuáles son las opciones disponibles para ti, pues todo dependerá de la condición de la madre y de las complicaciones de cada parto.

¿Por qué al sentarme me siento incómoda?

Si tuviste un desgarro perineal o una episiotomía, sentarte sin sentir incomodidad o dolor será francamente complicado. Por lo general, los desgarros ocurren cuando la vagina es incapaz de estirarse lo suficiente para alumbrar. La episiotomía es un corte que la partera o médico hacen en el perineo (es decir, el espacio de piel que conecta la vagina con el ano) para que la abertura vaginal sea más grande y el bebé pueda salir o ser sacado.

Gran parte de los desgarros ocurren en la zona del perineo, y podrían afectar la piel, los músculos, e incluso el intestino. Si han tenido un parto vaginal, es normal que la mayoría de las madres experimenten un desgarro incluso después del nacimiento.

Ahora bien, la mayoría de los desgarros tienden a ser pequeños y sanan por sí solos, pero hay otros que son más profundos y requieren de intervención médica para ser suturados. Aproximadamente un 60% de las mujeres que sufren desgarros necesitan se suturadas, y lo mismo con las episiotomías.

Los puntos de sutura causarán molestias por varios días o semanas. Consulta con tu médico qué analgésicos puedes tomar en dado caso. Del mismo modo, las compresas de hielo podrían ayudarte a reducir la hinchazón y aliviar el área.

Si crees que tu recuperación no está marchando como debería, si notas olores extraños en el área de la operación, o si sientes mucho dolor que no mejora, consulta con tu médico o partera de inmediato.

Capítulo 2: La respiración en los bebés

Es de esperar que, una vez fuera, el cuerpo de un bebé tenga que pasar por muchos ajustes pues estuvo 9 meses cubierto de líquido amniótico dentro del útero de su madre.

Las madres y padres primerizos suelen sobresaltarse con cada movimiento de su recién nacido: desde el hipo y el llanto, hasta los sonidos extraños que emiten al dormir. Si bien esta reacción es completamente normal, debes saber que los bebés están equipados con asombrosos instintos que los orientan y ajustan a los nuevos entornos.

Por lo general, estos instintos se manifiestan con el llanto y sirven para comunicar que el bebé tiene hambre, que está incómodo, o que quiere tu atención. También podría mostrar instintos que te indiquen que quiere estar cerca de ti; para comprobarlo, simplemente coloca un dedo en la palma de tu bebé y nota cómo se aferrará a él inmediatamente.

La interminable preocupación por la respiración del recién nacido

No es nada raro que los padres permanezcan despiertos durante la primera noche que pasa su bebé en casa con tal de asegurarse de que siga respirando. No deberías preocuparte demasiado si escuchas estornudos, el resoplido ocasional, o sonidos extraños en general, pues son bastantes normales en los recién nacidos.

Incluso si escuchas algunos chillidos aquí y allá, no te alarmes. Piensa que un recién nacido se está acostumbrando apenas a inhalar y exhalar aire, y que este proceso es muy distinto al que vivió en el útero de la madre. Comparado con el lugar donde vivieron por 9 meses, este nuevo ambiente es muy seco.

Cuando tu hijo da pequeños resoplidos y gruñidos es porque está intentando de respirar por la nariz, y es algo que necesariamente debe hacer si quiere alimentarse y respirar simultáneamente.

Recuerda que los bebés son incapaces de sonarse la nariz solos, y por ello es que el moco se acumula en sus fosas y al respirar causan los silbidos o resoplidos que tú escuchas. Cuando el aire regresa a la garganta de tu bebé, podrías escuchar ruidos de gorgoteo y alarmarte.

Tu bebé podría incluso sonar un poco congestionado al viajar el moco hacia su laringe y tráquea.

Tal vez escuches una vibración leve en su laringe si colocas las manos sobre el pecho de tu bebé. Sin embargo, no debes preocuparte por esto, y la respiración de tu bebé podría seguir presentando esos ruidos extraños incluso durante varios días o semanas.

Durante un tiempo, la respiración de tu bebé podría volverse algo irregular, combinando respiraciones lentas y luego rápidas.

Si aún así sigues sintiendo mucha preocupación por la respiración de tu bebé, no tengas miedo de consultar con tu médico o partera. Durante los días posteriores al nacimiento, las parteras esperan las llamadas de las madres primerizas sin importar la hora.

El hipo en los recién nacidos

El hipo es algo normal, y por lo general no le causa mucha molestia a tu bebé. Los bebés suelen experimentar el hipo desde que están en el útero de la madre, así que ya están acostumbrados a la sensación. También es común que los bebés tengan hipo o que "escupan" un poco de leche después de ser alimentados.

Estos escupitajos, también conocidos como "regurgitaciones", son causados por el reflujo, que sucede cuando la válvula muscular al final del esófago (que ayuda a mantener el alimento dentro del estómago), todavía no es lo suficiente fuerte y eficiente. Este es un proceso gradual que no sucede de la noche a la mañana, así que conforme tu bebé crezca (y junto con él, su capacidad estomacal), el esófago se hará más largo y el bebé dejará de tener esos problemas con su comida.

En esta etapa tan temprana en particular, puede que tu bebé devuelva cantidades de leche que pueden variar en abundancia, así que procura tener un paño o muselina cerca para limpiarlo en caso de que ocurra. En menos tiempo del que te imaginas, desarrollarás un sentido de lo que es normal en tu bebé y lo que no lo es. Asegúrate de siempre colocar un paño sobre tu hombro cuando lo ayudes a eructar.

¿Es necesario ayudar a que mi bebé eructe?

Tal vez en este punto no sea algo estrictamente necesario. El estómago de tu bebé es todavía muy pequeño, casi del tamaño de una canica. Como se señaló antes, durante el primer día tus pechos producirán calostro para alimentar y proporcionarle a tu bebé los nutrientes y anticuerpos que necesita.

Puede que tengas que extraer parte del calostro tú misma si el bebé tiene dificultades para sujetarse a tu seno durante los primeros días. Al hacerlo, puede que pienses que la cantidad es muy poca, pero no olvides que aunque sea un poco de calostro será más que suficiente. Tu hijo te dará la señal cuando ya haya saciado su hambre. Sus necesidades alimenticias aumentarán gradualmente cuando empieces a producir la leche regular y tus pechos dejen de producir calostro.

Tu bebé, cuando es recién nacido todavía, solo podrá tomar un poco de calostro por sesión de alimentación, e incluso podría necesitar un poco de descanso porque hará un esfuerzo significativo para usar los músculos de la boca y la mandíbula. Considerando estos descansos, las primeras sesiones de alimentación podrían durar hasta 40 minutos o una hora, así que procura estar en un lugar cómodo en el que puedas relajarte, y tener a la mano algo para comer y beber cuando lo consideres necesario.

En lo que tu bebé y tú se acostumbran a las posturas de la alimentación, puede que terminen dentro de su vientre pequeñas burbujas de aire y leche. Será más propenso a tragar aire si lo estás alimentando con leche de fórmula por medio del biberón. Sin embargo, considera que tu hijo se alimentará con cantidades muy pequeñas de leche durante los primeros días, así que es muy poco probable que sienta ganas de eructar.

Pero posteriormente, se sentirá mejor al eructar para sacar esas burbujas de aire dentro de su barriga. Hay bebés que pueden hacer esto por sí mismos y no necesitarán de tu ayuda, pero habrá otros que sí necesitarán de unas suaves palmaditas en la espalda para hacerlo.

Capítulo 3: La alimentación apropiada de un recién nacido

Una de las primeras decisiones importantes que deben tomar los padres con respecto a su recién nacido, es si van a alimentarlo con leche de fórmula o con leche materna. Revisemos a continuación algunas pautas de nutrición para que determines qué les conviene más a tu bebé y a ti.

Leche de fórmula vs. leche materna

Instituciones pediátricas de renombre como la Academia Americana de Pediatría recomiendan amamantar a los bebés con leche materna durante al menos 6 meses, si está dentro de las posibilidades de la madre. E incluso si lo desean, las madres podrían optar por seguir amamantando a su bebé más allá del primer año.

Pero es un hecho que la lactancia materna no es algo que esté disponible para todas las madres, y la decisión de amamantar o alimentar con leche de fórmula, cuando no está relacionada con algún problema de salud, depende del estilo de vida de la madre. No en todos los casos es la mejor opción para la madre y su bebé.

Si bien la leche materna contiene más nutrientes que benefician al bebé, en el mercado actual son muchas las fórmulas de alta calidad disponibles, así que sin importar el método que elijas, las necesidades nutricionales de tu bebé quedarán satisfechas.

Leche materna

Cuando se le compara con la leche de fórmula, la leche materna tiene varias ventajas. La principal es que para el sistema digestivo de un recién nacido, la leche materna es el alimento idóneo, pues incluye todos los nutrientes que el bebé necesita y sus principales componentes (es decir, la lactosa y la grasa), son fácilmente digeridos por sus pequeños estómagos. Si bien muchas leches de fórmula hacen lo posible por asemejarse a la materna y algunas sí lo logran, no han sido capaces de igualar su composición exacta todavía.

Otra ventaja de la lecha materna es que contiene anticuerpos que desempeñan un rol importante en proteger al bebé contra infecciones. Algunas investigaciones han sugerido que los niños que han sido amamantados tienen menos riesgo de contraer diabetes, asma, y de desarrollar alergias. Del mismo modo, reducen la posibilidad de que el bebé padezca sobrepeso cuando crezca.

La lactancia materna igualmente tiene beneficios para las madres: de entrada, el cuerpo pasa por un proceso de quema de calorías en la producción de leche, por lo que podrían perder algo de peso si es un tema que les preocupa después del embarazo. Asimismo, hay estudios que sugieren que la lactancia protege a las madres del cáncer de ovario y, por supuesto, de mama.

Hay madres que consideran que amamantar es más práctico que alimentar con fórmula, pues no requiere de ninguna preparación y no hay riesgo de quedarse sin leche a la mitad de una sesión

Además, no implica ningún gasto extra, pues si bien las madres que amamantan deben comer un poco más y tal vez deban adquirir artículos como extractores de leche o sostenes de lactancia, los gastos son en verdad mínimos si los comparas con los costos de la leche de fórmula que después de varios meses terminan acumulándose.

Una ventaja más de amamantar es que fomenta los vínculos emocionales entre las madres y sus bebés, pues el contacto de la piel con piel ayuda a forjar lazos afectivos. Aunado a ello, podría tener efectos positivos entre las madres inseguras que dudan sobre sus propias capacidades maternales, pues la sensación de alimentar a tu hijo con todo lo que necesita aumenta la confianza.

Algunas desventajas de la lactancia materna

¿Pero por qué no todas las madres optan por la lactancia materna, si tiene tantas ventajas?

Empecemos por el principio: la lactancia materna implica un gran compromiso y hay madres que podrían sentirse limitadas por las exigencias de amamantar a un bebé. Como la leche materna es fácilmente dirigida por los bebés, estos suelen comer con más frecuencia que los que son alimentados con leche de fórmula. Esto quiere decir que una madre se encontrará amamantando cada 2 o 3 horas en las primeras etapas de desarrollo de su recién nacido, y esto puede ser sumamente agotador. Sin embargo, considera que eventualmente los bebés se alimentarán con menos frecuencia y dormirán por más horas en la noche.

Hay madres que tendrán dificultades para apegarse a los horarios de alimentación de los bebés porque tienen que trabajar. Para ellas, la leche de fórmula es la solución más práctica, porque además permite que cualquier otro cuidador alimente al bebé con biberón. Claro que las madres que han decidido amamantar podrían extraerse la leche materna, y que el padre u otros cuidadores alimenten al bebé cuando ella no esté cerca.

Es bastante común (aunque cada vez menos) que las madres se avergüencen de amamantar en público. Mientras más se acostumbre una madre a amamantar, más segura se sentirá y esos sentimientos desaparecerán eventualmente. Si es tu caso particular, podría ser útil que recurras a los testimonios de madres que ya han atravesado ese proceso. De igual manera, muchos hospitales ofrecen sesiones de lactancia con las madres antes de darlas de alta para mostrarles la forma correcta de amamantar al bebé.

Habrá casos en los que la salud de la madre le impedirá amamantar, por ejemplo, si tiene VIH o si está recibiendo tratamiento de quimioterapia. Si al nacer tu bebé padeces alguna condición médica o estás bajo tratamiento con medicamentos, lo mejor es que consultes con tu médico y compruebes con él si puedes amamantar. Si tu médico te recomienda dejar de amamantar aunque sea temporalmente, podrías continuar extrayendo leche materna para que tu producción no se detenga.

También habrá otros casos en los que simple y sencillamente no será posible amamantar al bebé, por ejemplo, si ha nacido de forma prematura o si está enfermo. Lo mejor es que consultes con los médicos apropiados sobre la extracción y almacenamiento de la leche, porque incluso si no puedes amamantarlo, está la opción de darle la leche por medio de un biberón o un tubo.

Las mujeres que tienen los pezones invertidos o que se han sometido a alguna cirugía plástica podrían tener problemas para amamantar, sin embargo, una enfermera especializada en lactancia puede orientarte para superar las dificultades.

Si has decidido amamantar a tu bebé, debes evitar darle chupones o biberones hasta que el acto sea familiar para ambos, lo cual sucede generalmente después de algunas semanas. Presentarle estos objetos podría confundir a tu bebé y causar que rechace tu pecho cuando lo quieras alimentar.

Leche de fórmula

La leche de fórmula disponible actualmente en el mercado es muy buena alternativa a la leche materna. Lo cierto es que el biberón les brinda a las madres mucha más libertad, además de que facilita medir la cantidad de alimento que recibe el bebé.

Aunado a ello, los bebés alimentados con fórmula tienden a pedir menos sesiones de alimentación, pues tardan un poco más de tiempo en digerirla.

Casi cualquier persona puede alimentar al bebé con leche de fórmula, en prácticamente cualquier lugar. No es necesario que la madre extraiga leche de su pecho, y puede ser una muy buena alternativa para las madres que tienen horarios de trabajo muy ocupados.

Desventajas de la leche de fórmula

Así como la leche materna tiene desventajas, también en este caso nos encontraremos con algunas. Lo cierto es que alimentar con leche de fórmula requiere de organización y planificación previa, sobre todo si estás por salir con tu bebé. Aunado a ello, el costo puede ser muy elevado a lo largo de los meses.

Igualmente puede ser tedioso tener que estar al pendiente de cuánta leche de fórmula te queda, así como procurar la limpieza correcta de los biberones.

A continuación, te presentamos algunos consejos básicos para que alimentes a tu bebé con fórmula:

-Al preparar la leche, procura seguir con precisión las instrucciones de la etiqueta, a no ser que el pediatra te haya dado indicaciones especiales para tu bebé.

-Desecha cualquier fórmula que haya permanecido más de una hora fuera del refrigerador. Nunca reutilices el resto de leche que tu bebé pueda dejar en el biberón para la siguiente sesión de alimentación.

-Puedes preparar previamente la fórmula y almacenarla en el refrigerador hasta por 24 horas, pero antes de alimentar al bebé, asegúrate de haber entibiado los biberones. Si bien no es necesario que estén calientes, muchos bebés prefieren su leche a esta temperatura.

-No calientes la leche de fórmula en el microondas, pues calienta de forma irregular y podría ser que el biberón queme a tu bebé. La forma recomendada de calentar un biberón es sosteniéndolo bajo un chorro de agua tibia.

¿Con qué frecuencia se debe alimentar a un bebé?

Durante sus primeras semanas de vida, los recién nacidos suelen comer de 8 a 12 veces al día si son amamantados, pero si son alimentados con fórmula, se alimentarán menos frecuentemente.

Al principio, las madres podrían tratar de amamantar entre 10 y 15 minutos por cada pecho, y luego dejarse guiar por las señales de hambre que dé el bebé.

Un hecho es que la lactancia materna debe hacerse bajo pedido del bebé, que por lo general pedirá ser alimentado cada 1, 2 o 3 horas. Conforme crezcan necesitarán menos sesiones de alimentación, y el tiempo de cada una será más prolongado. Presta atención al número de veces que tu bebé se alimente en esta primera fase, porque no es normal que pase 4 o 5 horas sin comer.

Es altamente probable que tu bebé tenga hambre si muestra alguna de estas señales:

-Llora.

-Saca la lengua.

-Abre constantemente la boca.

-Mete sus manos en la boca.

-Frunce el ceño.

-Mueve la cabeza de un lado a otro.

No es necesario que establezcas un horario de alimentación para tu bebé cuando este tiene pocos días de vida. Aunque son muy útiles, los horarios deben establecerse después. Los recién nacidos son expertos en comunicarle a sus padres que tienen hambre, y también indicarán cuando hayan comido lo suficiente. Así que presta atención a las señalas de que tu bebé se siente lleno, por ejemplo, si notas que está succionando muy lentamente, o si ya no se está sujetando a tu seno.

Conforme crezca tu bebé, tendrá tiempos más largos entre comidas y comerá más en sus sesiones de alimentación. Puede que en ocasiones tu bebé sienta más hambre de la que normalmente siente, así que escúchalo y aliméntalo cuando te lo pida. Es raro que las madres lactantes no produzcan suficiente leche para las necesidades nutricionales del bebé, así que no te preocupes demasiado por eso y recuerda que, al amamantar, también se estimula la producción de leche y tu suministro será apto para él.

¿Cómo saber si mi bebé está comiendo lo suficiente?

Un par de días después de salir del hospital, tu bebé deberá ser examinado de pies a cabeza por el pediatra, así que es un gran momento para preguntar si tendrá alguna necesidad especial en relación con su alimentación.

Algunas señales que te permiten asegurarte de que tu bebé está comiendo lo suficiente son las siguientes: si moja sus pañales de 5 a 8 veces por día, si defeca con regularidad, si aumenta constantemente de peso, y si en general parece satisfecho. Por el contrario, algunas señales de que tu bebé no está comiendo lo suficiente son si notas que llora mucho, está irritable, y no se ve satisfecho después de una sesión de alimentación. Llama al pediatra si piensas que tu bebé no se está alimentando lo suficiente.

Después de comer, es normal que los bebés eructen o escupan pequeñas cantidades de leche. Lo que no es normal es que vomiten, y esto podría ser una señal de alarma que indique problemas digestivos o alergias.

Suplementos nutricionales aptos para recién nacidos

Los bebés que están siendo alimentados con leche materna no necesitan tomar ningún suplemento adicional con excepción de vitamina D, pues la leche materna es muy nutritiva para ellos y contiene la cantidad adecuada de hierro y vitaminas.

La recomendación de muchos institutos pediátricos es que los bebés que se alimentan con leche materna tomen suplementos de vitamina D hasta que empiecen a alimentarse con fórmula fortificada con vitamina D. Por el contrario, los bebés que son alimentados con fórmula no necesitan de ningún suplemento porque la mayoría de ellas ya viene fortificada con vitamina D.

Durante sus primeros 6 meses de vida, no es necesario que le des agua, jugo ni ningún otro tipo de alimento a tu bebé.

La leche, ya sea de fórmula o materna, le dará todos los nutrientes que necesita en este punto.

Problemas con la digestión

Es muy probable que durante sus primeros días de vida tu bebé presente algunos problemas con su digestión, pero estos desaparecen sin que tengas que tratarlos. De cualquier modo, habrá casos en los que malformaciones congénitas o infecciones afecten su tracto digestivo, así que presta atención a las señales.

Algunos de los problemas digestivos más comunes son los siguientes:

Escupir. La gran parte de los bebés recién nacidos tenderá a escupir durante o después de una sesión de alimentación. Hay bebés que escupen con cada comida, y hay otros que rara vez lo hacen.

El reflujo gastroesofágico, que es como se le conoce en la literatura médica, ocurre cuando el anillo del músculo en la parte superior del estómago del bebé no se ha cerrado correctamente. A medida que el bebé crezca el reflujo irá disminuyendo, y para cuando haya cumplido un año de vida, este desaparecerá por completo.

Hay distintas maneras en las que puedes ayudar a reducir el reflujo de tu bebé:

-Intenta alimentarlo antes de que tenga mucha hambre.

-Alimentarlo de más tiende a empeorar la condición, así que si tu bebé está siendo alimentado con leche de fórmula, intenta que tome cantidades ligeramente menores.

-Comprueba que la mamila del biberón no sea demasiado grande ni demasiado pequeña si tu bebé está tomando leche de fórmula. Si es demasiado grande, la leche podría fluir demasiado rápido como para que el bebé la maneje, y si es demasiado pequeña, el bebé tragará mucho aire.

-Intenta no alimentar a tu bebé si está muy distraído y estimulado; en la medida de lo posible, reserva las sesiones de alimentación para cuando esté calmado y tranquilo.

-No le pongas ropa ni pañales que le aprieten, pues su estómago podría estar recibiendo mucha presión innecesaria.

-Para ayudarlo a deshacerse de las burbujas de aire, haz que eructe durante la sesión de alimentación y no solo después.

Por lo general, el reflujo es una condición inofensiva, pero si le ocurre seguido a tu bebé podría dificultar que aumente su peso al nacer, y eventualmente causarle daño en el esófago. Lleva a tu bebé con el pediatra si observas cualquiera de las siguientes señales:

-Sangre en el reflujo.

-Vómitos persistentes.

-El reflujo le provoca arcadas a tu bebé.

-El bebé no está aumentando consistente ni adecuadamente de peso.

Vómitos

El vómito es mucho más fuerte que un simple reflujo, y es motivo de preocupación cuando persiste porque podría indicar una infección estomacal o una reacción alérgica de tu bebé.

Procura darle de comer cantidades más pequeñas a tu bebé para ayudarlo a evitar el vómito.

Tal vez hasta convenga que reduzcas el tiempo que duran las sesiones de alimentación, aunque para equilibrarlo, tendrás que alimentarlo con mucha más frecuencia.

En dado caso, puede que te veas en la necesidad de darle temporalmente una solución electrolítica antes de alimentarlo con leche materna o de fórmula, pero tendrías que asegurarte de que han pasado al menos ocho horas desde la última vez que comió. Retoma la alimentación con pequeñas cantidades pero en sesiones frecuentes. Un buen ritmo para empezar son 5 ml cada diez minutos. Cuando tu bebé haya pasado más de 4 horas sin vomitar, duplica la cantidad de leche que le das cada hora. Si en algún momento el bebé vuelve a vomitar, deja que su estómago descanse por una hora y retoma las sesiones de alimentación con cantidades pequeñas todavía.

El vómito suele ir acompañado de diarrea si tu bebé tiene una infección estomacal de tipo viral. Si notas bilis verde en su vómito, llama inmediatamente al médico. Ten en cuenta que tu bebé se deshidratará rápidamente si tiene vómitos y diarrea al mismo tiempo. Si tu bebé tiene vómito explosivo, podría padecer una afección común en los bebés conocida como estenosis pilórica, que por lo general requiere de cirugía para ser corregida.

Hay bebés que nacen con alguna anomalía en su sistema digestivo, por lo general resultante de un problema en su desarrollo durante el embarazo. Si bien son afecciones raras, deben ser tratadas con cirugía cuanto antes.

Anomalías de esta naturaleza podrían sr encontradas en la pared abdominal, los intestinos, el estómago, el esófago, e incluso el recto, así que presta atención a cómo reacciona tu bebé a la alimentación durante sus primeros días de vida.

CAPÍTULO 4: CUESTIONES DE HIGIENE EN LOS RECIÉN NACIDOS

No hay duda de que uno de los momentos más emocionantes en la vida de un padre es traer a su bebé a casa por primera vez. Sin embargo, este es también el momento en el que el cuerpo del bebé debe adaptarse a este nuevo entorno con condiciones completamente distintas a las del útero de su madre.

En este punto, el sistema inmunológico de tu bebé es todavía muy débil y tendrás que ayudarlo a combatir gérmenes y enfermedades.

Para hacerlo de la manera correcta desde el principio, sigue estos consejos:

Lávate las manos

Suena obvio, pero es algo sumamente importante que nunca dejará de enfatizarse. Los gérmenes se encuentran por toda tu casa y en tus manos, pero una de las formas más eficaces de evitar su propagación es lavándotelas con agua y jabón o con gel desinfectante si estos no están disponibles.

Lávate muy bien las manos:

-Antes de alimentar a tu bebé, independientemente de que lo estés amamantando o alimentándolo con leche de fórmula.

-Después de que limpies fluidos corporales y sustancias como vómito, saliva, orina o excremento.

-Si tus manos están notablemente sucias.

-Después de que vayas al baño.

Tendrás muchas nuevas responsabilidades como padre, y establecer rutinas de higiene en el hogar traerá beneficios no solo para el bebé, sino para los demás miembros de tu familia. Deben limpiar con frecuencia los objetos y superficies que son tocados regularmente, tales como:

-Superficies en la cocina donde los alimentos sean preparados.

-Picaportes y manijas de las puertas dentro y fuera de la casa.

-Interruptores y controles remotos.

-Teclados y ratones de computadora, y dispositivos móviles.

-Las tapas de los basureros.

Cómo tratar con los visitantes

Seguramente tus familiares y amigos querrán visitar al nuevo bebé hasta en los momentos menos apropiados. No sientas pena de preguntarles antes de que carguen o toquen a tu bebé si ya se han lavado las manos. También les podrías preguntar si recientemente han estado enfermos.

Vacunas

Aunque desgraciadamente es un tema controvertido en la actualidad, el hecho es que las vacunas protegen efectivamente a tu bebé contra infecciones y enfermedades como la polio y el tétanos. El cuerpo de tu bebé combatirá mejor las enfermedades cuando lo vacunes.

Cambio de pañales

Debes tener buena higiene durante el cambio de pañales para evitar la propagación de gérmenes y prevenir la dermatitis causada por el pañal.

En la actualidad, hay principalmente dos tipos de pañales disponibles en el mercado: los desechables y los reutilizables.

Cada uno tiene ventajas y desventajas, y al final dependerá del estilo de vida de los padres y de las respuestas dermatológicas del bebé elegir uno u otro.

Pañales desechables: Tienden a ser altamente absorbentes, y previenen las erupciones porque mantienen la piel de tu bebé seca. Igualmente son convenientes porque una vez los usa el bebé, solo tienes que tirarlos a la basura.

Pañales reutilizables: Si bien son menos absorbentes que los desechables, el hecho es que puedes reutilizarlos muchas veces y eso los hace muy rentables. Cámbialos regularmente si quieres evitar la dermatitis del pañal y otras erupciones.

Procura tener un cambiador que sea cómodo para el bebé, pues de no ser así, el cambio de pañal podría ser una experiencia innecesariamente desagradable para él. Elige uno que puedas lavar y limpiar fácilmente.

Para cambiar a tu bebé de pañal...

-Primero desabrocha el pañal usado, alza las piernas del bebé, sujeta sus tobillos, y retira el pañal. Procura colocarlo fuera del alcance de tu bebé.

-Para limpiar el área genital de tu bebé, las bolas de algodón son muy eficaces. Recuerda limpiarlo siempre de adelante hacia atrás y no al revés, pues podrías propagar gérmenes y causar infecciones, sobre todo en las niñas.

-Si tu bebé es niño, tal vez orine al sentirse expuesto al aire cuando le quites el pañal. Prepárate para esto y coloca un pañal o paño limpio sobre su pene apenas quites el pañal sucio.

-Se recomienda que dobles la cintura del pañal por debajo de la zona del ombligo.

-Desinfecta con regularidad la superficie sobre la que cambies al bebé o el cambiador.

-No olvides lavarte siempre las manos después de cada cambio de pañal.

-Nunca laves los pañales reutilizables junto con otra ropa. Con un pañuelo desechable, retira de antemano cualquier material sólido que haya en ellos y lávalos solos. Para este tipo de pañales, funciona mejor un lavado en caliente.

Dermatitis del pañal

Ahora que tu bebé está en casa, cambiar pañales será cosa de todos los días.

Sin embargo, tu bebé podría presentar dermatitis, y esto ocurre cuando lo dejas con el pañal mojado o sucio por mucho tiempo, cuando no se cambian con la suficiente frecuencia, y por diarrea y alergias. Hay jabones que pueden causar erupciones. Procura estar atento a la piel inflamada que tenga un color rojo brillante.

Para tratar la dermatitis del pañal, sigue las siguientes recomendaciones:

-Cambia regularmente el pañal de tu bebé y usa un tamaño más grande para asegurarte de que no sienta presión en la zona afectada.

-Después de cada cambio de pañal, lava a tu bebé con agua tibia pero no uses jabón.

-No restriegues a tu bebé con la toalla y en su lugar sécalo suavemente.

-Aplica crema para pañales o aceite de bebé en la zona afectada.

-Cuando tu bebé haya sanado, sigue usando el ungüento o crema para pañales y así puedas evitar los salpullidos.

Cómo bañar a tu bebé recién nacido

Si tu bebé es recién nacido, no es necesario que lo bañes diariamente y la frecuencia dependerá de lo que tú decidas. Una recomendación general es bañarlos 2 o 3 veces a la semana. El momento del baño puede ser un ritual muy divertido y emocionante tanto para ti como para tu bebé.

Si decides bañarlo con menos frecuencia, asegúrate de limpiar la suciedad que notes en su piel, lavarle la cara y limpiar su área genital y trasera después de cada cambio de pañal.

Hay muchos bebés que disfrutan de la hora del baño y de meterse al agua. Tu bebé pondrá menos resistencia y no llorará si haces de este momento una rutina divertida. Procura que el agua tenga una temperatura cálida, pues los bebés tienden a perder su calor corporal con bastante rapidez.

Báñalo con esponja

Si el muñón del cordón umbilical aún no ha sanado, el baño con esponja es la mejor opción. Normalmente el proceso de desprendimiento tarda una semana, pero hay casos en los que podría permanecer adherido hasta por dos meses.

Envuelve a tu bebé en una toalla para que no sienta frío y luego destapa cada zona para limpiarla con la esponja y agua, frotando suavemente para no lastimarlo.

-Limpia la cara de tu bebé con especial atención en los lugares no tan visibles, como los pliegues detrás de las orejas.

-Con un trozo de algodón, limpia los ojos de tu bebé con mucho cuidado, del lagrimal hacia fuera.

-Limpia sus fosas nasales con un hisopo de algodón, con cuidado de no lastimarlo.

-Cuando no se tienen las medidas de higiene adecuadas en el área genital, la zona es más propensa a infecciones. Si quieres evitar la propagación de gérmenes y bacterias, limpia a tu bebé de adelante hacia atrás.

Cómo hacer la transición al baño en la tina

Cuando tu bebé haya cumplido entre las 3 y 8 semanas de vida, estará listo para ser bañado en una tina o en un cubo. Sin embargo, considera lo siguiente:

-No necesitas usar más de 6 o 7 cm de agua.

-Antes de meter a tu bebé, comprueba que la temperatura del agua sea la correcta.

-Hasta que tu bebé pueda sentarse por sí mismo, tendrás que soportar su cabeza, cuello y el área de los hombros con una mano.

-Limpia y desinfecta la zona cuando hayas terminado de bañarlo.

CAPÍTULO 5: EL LLANTO EN LOS RECIÉN NACIDO

Puede que al llegar por primera vez a casa con tu recién nacido sientas un torbellino de emociones, y que el primer llanto te traiga de vuelta a la realidad. Lo cierto es que caer en la cuenta de que eres directamente responsable del bienestar de un bebé no es algo fácil.

El llanto es una respuesta instintiva en tu bebé, y no quiere decir que se sienta infeliz o incómodo por una razón en concreto, sino que es la única forma en la que puede llamar tu atención… Y vaya que lo hará con mucha más frecuencia de la que te imaginas.

¿Lloran mucho los recién nacidos?

Te sorprendería saber que, por lo general, el primer día que el bebé pasa en casa suele transcurrir con calma. El proceso de nacer es agotador no solo para la madre sino también para el bebé, y su cuerpo se está acostumbrando a su nuevo entorno.

Pero si desde el primer momento que cruzan juntos el umbral de la puerta tu bebé llora mucho, intenta ofrecerle tu pecho o el biberón si lo estás alimentando con leche de fórmula. Habla suavemente con tu bebé mientras lo alimentas durante el día. Recuerda que los latidos de tu corazón y tu voz son muy familiares para tu bebé, pues los ha escuchado desde que estaba dentro del útero.

Para entender las señales con las que tu bebé te indica que tiene hambre, mantenlo cerca y presta atención a sus respuestas.

Cuando seas consciente de ellas, tu bebé ya no se verá en la necesidad de llorar estrepitosamente solo para llamar tu atención. Además, el bebé tendrá problemas para sujetarse a tu pecho cómodamente si está llorando con mucha fuerza.

De forma similar a cuando escucha tu voz, tu bebé podría calmarse cuando perciba tu olor, pues ya lo reconoce como tuyo. Los padres igualmente deben intentar acercarse a su recién nacido para que se familiarice con sus propios olores. Recuerda que por el momento, los sentidos más poderosos de tu bebé son el olfato y el tacto, y que su sentido de la vista es aún deficiente. Si quieres forjar fuertes lazos con tu bebé, cárgalo en brazos.

Las razones por las que llora un bebé

El hambre es la primera razón por la que llora un recién nacido: como su estómago es todavía diminuto, no puede almacenar mucha comida y tendrás que amamantarlo cada 2 o 3 horas. Si el bebé está tomando leche de fórmula, puede que no sienta hambre si en las últimas 2 horas ya ha sido alimentado.

Conforme más tiempo pases con tu bebé, mejor comprenderás la razón por la que está llorando y sabrás cómo calmarlo. Sin embargo, hay otras razones detrás del llanto de un bebé:

Cansancio

Recuerda que el alumbramiento es un proceso cansado para los padres y el bebé por igual, entonces es normal que se sienta agotado.

Igualmente, si muchas personas acuden a visitarlo, podría sobreestimularse.

Procura que el entorno de tu bebé sea tranquilo para que pueda descansar y recuperarse; así que, si es necesario, limita la cantidad de visitas.

Quiere que estés cerca de él

Durante 9 meses, tu bebé estuvo tan cerca de ti como era físicamente posible, y ahora tiene que encarar un mundo lleno de sonidos, vistas, texturas y olores extraños. Es de esperar que añore la comodidad de su anterior entorno, así que ofrécele tu contacto físico cercano y fíjate si esto lo tranquiliza.

Siente mucho frío o calor

La temperatura del cuerpo del bebé se ajustará a medida que se acostumbre a su nuevo ambiente. La regla general es que, para vestirlo, utilices el mismo número de capas que usarías para ti más una. Si hace mucho frío, podrías calentarlo con una manta suave o un saquito de dormir especial para bebés.

Toca la parte superior del pecho de tu bebé para que estimar su temperatura corporal, y quítale una capa de ropa si hace mucho calor o ponle una si hace frío. Recuerda que no es buena idea calcular la temperatura corporal de un bebé por medio de sus manos, pues por lo general las tienen un poco frías. No te asustes si durante los primeros días notas sus manos de un ligero color azul, pues es normal.

Necesita que le cambien el pañal

Los bebés se dan cuenta rápidamente de cuándo su pañal ya está sucio y quieren ser cambiados. Habrá bebés que no le darán demasiada importancia a eso y no llorarán enseguida, pero los que tienen la piel sensible sí lo notarán y te lo harán saber.

Si tu bebé llora durante el cambio de pañales, es probable que sea porque ha sentido el aire frío sobre su piel mientras está desnudo y mojado. Aprenderás a cambiarlo más ágilmente conforme pasen los días, y notarás que no llorará tanto. De cualquier modo, durante el cambio procura cantarle, hablarle o distraerlo con algún juguete para que se mantenga tranquilo.

Se siente mal

En ocasiones, una de las mejores señales que indican que el bebé no se siente bien es el llanto. Si notas que tu bebé llora en un tono distinto al que acostumbra, presta mucha atención e intenta determinar qué le está pasando. Puede que el llanto suene más agudo, más débil, o incluso con un tono que denote urgencia.

Posteriormente, la dentición también podría causar que tu bebé esté incómodo, inquieto e irritable.

Llama al médico de inmediato si tu hijo llora constantemente y presenta fiebre, diarrea o vómitos.

Solo tiene ganas de llorar

Es bastante común que tu bebé llore más durante las noches si tiene menos de 3 o 4 meses de edad. Si un bebé sano llora persistentemente, esto suele conocerse como "cólico". El bebé podría sentirse frustrado y rechazar el consuelo de sus padres, y tal vez notes que al llorar incluso levanta las rodillas y cierra sus pequeños puños.

Hace décadas, investigaciones asociaron el cólico con problemas estomacales probablemente causados por intolerancia a ciertas sustancias de la leche materna o de fórmula. Sin embargo, actualmente se tiene un mejor conocimiento sobre este patrón normal de llanto, y en ocasiones, tu mejor aliada será la paciencia.

Sé consciente de que aunque tu bebé no llore durante el primer día que pase en la casa, esta tranquilidad no será en lo absoluto permanente.

Conforme pasen los días tu bebé llorará durante las últimas horas de la tarde y de la noche con mucha frecuencia.

Los expertos concuerdan en que mientras el bebé tenga buena salud, el llanto fuerte y prolongado es de hecho bastante normal. Ahora bien, eso no le quita lo estresante que puede resultar para los padres.

También es normal que no siempre puedas determinar por qué está llorando tu bebé, y que esto te genere estrés y frustración, pero no olvides que esto es sano para el desarrollo del bebé, y que disminuirá una vez aprendas a identificar qué es lo que necesita tu bebé de ti.

CAPÍTULO 6: LOS CINCO SENTIDOS DE UN RECIÉN NACIDO

Pensarás que durante un día común, un bebé recién nacido no hace más que dormir, llorar, comer, orinar y defecar. Pero si observas con atención las reacciones de tu bebé a ciertos estímulos como la luz, el tacto y el ruido, verás el funcionamiento de sus sentidos.

El sentido de la vista de tu bebé

Cuando son recién nacidos, los bebés solo pueden ver con cierta claridad los objetos que se encuentran a una distancia de 20 a 30 cm de sus rostros. Por fortuna, esa es la distancia perfecta para ver la cara de sus padres, y lo harán bastante seguido.

Tu bebé verá formas borrosas (todavía es miope) si te alejas un poco más. Cuando los bebés nacen, su vista está entre 20/200 y 20/400.

Los ojos de un recién nacido serán en esta etapa muy sensibles a la luz brillante, así que tenderán a abrir los ojos cuando la luz se haya atenuado. Si notas que los ojos de tu bebé están bizcos, no te preocupes: es normal y conforme pasen los días, los músculos de sus ojos se fortalecerán y el estrabismo mejorará junto con su visión.

Dale a tu bebé objetos interesantes para que pueda mirar y así estimular su vista. Además de su interés por las caras humanas, también les llamarán la atención los objetos con colores brillantes y patrones contrastantes, así como las cosas con movimiento. Resulta curioso que los recién nacidos se interesen más por objetos en blanco y negro, que por objetos con tonos similares.

Un bebé recién nacido sano debe ser capaz de seguir los movimientos lentos de las caras y personas, así que si lo notas atento y callado mientras tiene los ojos abiertos, tal vez esté muy concentrado en eso.

El sentido del oído de tu bebé

Desde que estaba en el útero, tu bebé ya escuchaba sonidos y se acostumbró al latido de tu corazón, a los sonidos de tu estómago y digestión, e incluso al sonido tanto de tu voz como de quienes te rodeaban.

Cuando tu bebé nazca y sea introducido al nuevo entorno que es el mundo, escuchará con claridad la mayoría de los sonidos, y así como podría sobresaltarse con sonidos repentinos como motocicletas o alarmas, es probable que se tranquilice al escuchar otros suaves como la música relajante o la voz de sus padres.

Observa sus reacciones al sonido de tu voz, pues a la cabeza de sus sonidos preferidos está la voz de su madre. Esto es natural porque sabe que la voz implica cariño, cuidado y lo más importante... Comida. Si tu hijo llora en su cuna, observa lo rápido que tu voz lo puede calmar. Haz la prueba e intenta hablarle o cantarle suavemente, y observarás cómo te está escuchando.

Antes de que los bebés sean enviados a casa, es común e incluso un requisito en muchos hospitales que se les someta a un examen de audición. Si tu bebé no fue examinado, hazle la prueba antes de que cumpla un mes de vida. Con ese examen, es fácil detectar si hay algún problema con su audición.

Los sentidos del gusto y del olfato en los recién nacidos

En esta primera etapa, tienen un sentido del gusto que incluso podría preferir los sabores dulces.

Es decir, que podría succionar gustosamente un biberón con algún líquido dulce, pero si le das algo agrio o amargo podría llorar. De igual manera, los bebés tendrán reacciones positivas a los olores que disfrutan, y se alejarán de aquellos que le parezcan desagradables.

Si bien inicialmente optarán por las cosas dulces, a lo largo de su primer año de vida mostrarán otras preferencias. Distintas investigaciones han demostrado que la dieta de la madre tiene un impacto en el sabor de la leche, y esos sabores son los que podrían moldear las preferencias gustativas del bebé en una etapa posterior de su vida, incluso en la adultez. Es decir, que una madre que comía cosas picantes cuando amamantaba podría encontrar que su hijo disfruta de los alimentos picantes cuando ya es mayor.

El tacto y su importancia

Para un recién nacido el tacto es en extremo importante, pues aprenderá mucho de lo que es la vida fuera del útero a través de este sentido.

Los bebés están naturalmente protegidos y calientes en el vientre de la madre, pero una vez fuera, tienen que encarar la sensación de frío y de nuevas texturas, como de la cuna o la ropa, que podrían parecerle incómodas al principio. Facilítale este proceso a tu bebé vistiéndolo con ropa suave y abrazándolo, besándolo y acariciándolo suavemente.

Si algo te preocupa…

Es normal que te preocupes por el desarrollo general de tu bebé y sus sentidos. Intenta hacer estas pruebas si quieres asegurarte de que todo esté marchando como debería marchar:

¿Parece que los ojos de tu bebé se cruzan por varios segundos, incluso cuando no está distraído y el ambiente en el que se encuentra es tranquilo? ¿Notas que sus ojos hacen movimientos extraños, o se ven borrosos u opacos? Porque de ser así, se recomienda consultar con un médico apenas te sea posible.

Los recién nacidos suelen asustarse con ruidos fuertes y repentinos. Comprueba si tu bebé escucha bien si responde a los sonidos de una sonaja o si parece calmarse al escuchar tu voz cuando le hablas.

Si te preocupa la audición de tu bebé aunque haya pasado la prueba de audición que le hicieron en el hospital, siempre puedes hablar con el pediatra. Recuerda que cuanto antes notes un problema o probable condición, esta podrá ser tratada de mejor forma.

CAPÍTULO 7: EL DESARROLLO Y CRECIMIENTO DEL RECIÉN NACIDO

Los médicos llevarán el seguimiento del peso de tu bebé, así como de la longitud y tamaño de su cabeza, desde el día en el que nace. Un gran indicador de salud general es el crecimiento, pues los bebés que crecen continuamente suelen estar sanos. Por el contrario, un crecimiento deficiente podría ser un indicador de problemas de salud.

El tamaño del recién nacido

Así como en los adultos, hay una amplia gama de tamaños sanos con los que pueden nacer los bebés.

La mayoría de los recién nacidos que nacen entre las semanas 38 y 40 de gestación pesan entre 5 libras, 8 onzas, o 2.5 kg, y 8 libras, 13 onzas, o 4 kg.

No es inusual que un bebé nazca un poco más ligero o pesado que el promedio, pero habrá casos en los que requerirá atención adicional en la clínica hasta que los pediatras determinen que no tiene ningún problema de salud.

El tamaño de un bebé al nacer ser ve afectado por muchos factores, y uno de los más importantes es la duración del embarazo. Los bebés que nacen cerca de la fecha estimada del parto o incluso posteriormente tienden a ser más pesados y altos que los que nacen antes de ella.

Los demás factores que influyen en el tamaño del bebé al nacer:

Tamaño de los padres. Los padres con baja estatura tendrán bebés más pequeños que el promedio, y lo mismo aplica en los casos contrarios, pues los padres altos tendrán bebés más grandes que el promedio.

Embarazos múltiples. Los bebés que se gestan en embarazos múltiples serán por lo general más pequeños que el promedio, y tiene sentido si piensas que tienen que compartir espacio dentro del útero. Por lo general, los bebés de embarazos múltiples nacen antes y eso también influye en su tamaño y peso al nacer.

El orden en el nacimiento. Por lo general, los bebés que nacen primero suelen tener un tamaño menor que los hermanos que nacen después.

Género. Si bien las diferencias no son tan evidentes como en etapas posteriores del desarrollo, las niñas suelen nacer con un tamaño menor al de los varones.

La salud de la madre. Un bebé nacerá con un tamaño menor al promedio si la madre presentó problemas de salud como presión arterial baja durante el embarazo. De igual modo, el consumo de sustancias como el alcohol y el tabaco durante la gestación también puede tener impactos negativos en el peso del bebé al nacer. En otros casos, problemas como la obesidad también podrían resultar en un bebé más grande que el promedio al momento de nacer. En general, los médicos deben monitorear cualquier condición de la madre que pudiese impactar en el peso y la salud del bebé. No está demás reiterar que las madres deben evitar a toda costa el consumo de alcohol, tabaco y otras drogas durante el embarazo.

La alimentación de la madre durante el embarazo. Es cierto que una sana alimentación por parte de la madre tendrá impacto positivo en la salud general de su hijo, no solo durante el embarazo, sino también cuando el bebé crezca. Una mala alimentación podría afectar el peso y el crecimiento del bebé, así como los aumentos súbitos de peso o de la pérdida de este.

La salud del bebé. Algunos defectos congénitos, así como infecciones padecidas durante la gestación por parte de la madre, podrían afectar el peso al nacer del bebé, así como su potencial de crecimiento.

Bebés prematuros

Es normal que los bebés que nacen de forma prematura sean pequeños en tamaño y peso en comparación con el promedio.

En general, el peso de un bebé prematuro dependerá de la semana de la gestación en la que haya nacido, pues cada minuto dentro del útero cuenta en términos de crecimiento y desarrollo del bebé.

Muchos bebés prematuros presentan "bajo peso al nacer" o incluso un "muy bajo peso al nacer". En la literatura médica, lo primero quiere decir que el bebé pesó menos de 5 libras y 8 onzas (o 2.5 kg) al nacer, lo cual es común para alrededor de 1 de cada 12 bebés nacidos en los Estados Unidos. En el caso de lo segundo, significa que el bebé ha pesado menos de 3 libras y 5 onzas (o 1.5 kg). Hay una clara correlación entre los nacimientos prematuros y el bajo o muy bajo peso al nacer.

Los bebés prematuros inmediatamente reciben atención médica cuando nacen y es común que se les asigne un pediatra para supervisar su salud.

También es común que muchos de estos bebés pasen unos días en la unidad de cuidados intensivos neonatales mientras su salud es monitoreada. Incluso puede que su alimentación requiera de la atención especial del personal médico.

¿Es mejor si un bebé nace grande?

Ciertamente, hace varias décadas el estándar para un recién nacido sano, al menos en la opinión pública, era un bebé con mejillas regordetas y muslos con hoyuelos. Pero hoy en día se sabe que los bebés que nacen con un tamaño superior al promedio podrían padecer ciertas condiciones médicas y requerir de atención especial.

Los bebés que nacen particularmente grandes, sobre todo si tienen madres diabéticas, podrían tener dificultades para mantener los niveles de azúcar en la sangre y que necesiten ser alimentados con una mayor frecuencia.

Incluso puede que se les tenga que administrar glucosa por vía intravenosa para evitar que los niveles disminuyan aún más.

¿Mi bebé perderá peso?

Inicialmente sí, pues gran parte de los bebés nacen con líquido extra y pierden unas cuantas onzas cuando este líquido es desechado en los primeros días de vida. Lo común es que un bebé sano pierda entre el 7 y el 10% de su peso al nacer, y que durante las primeras dos semanas de vida lo recupere.

El recién nacido promedio aumentará aproximadamente 1 onza o 30 gramos al día durante el primer mes, y aumentará entre 1 y 1.5 pulgadas o 2.54 y 3.81 cm de altura. Los aumentos notorios de crecimiento ocurren primero a los 10 días, y luego nuevamente entre las 4 y 6 semanas de vida.

¿Debo estar preocupada?

Es difícil determinar si el bebé está aumentando correctamente de peso o no, porque los recién nacidos son aún muy pequeños. Es normal que los padres se sientan preocupados al ver que sus bebés pierden mucho peso durante los primeros días, pero si notas que en tu bebé la pérdida es exagerada, o si notas que no está pidiendo ser alimentado con tanta frecuencia, debes contactar al pediatra y hacerle saber lo siguiente:

El número de sesiones de alimentación de tu bebé al día. Los bebés que están siendo alimentados con leche de fórmula suelen comer menos que los que son amamantados. Estos últimos se alimentarán aproximadamente 8 veces al día o más, mientras que los primeros comerán cada 3 o 4 horas. Para que las sesiones de lactancia y alimentación sean más cómodas para el bebé y para ti, se recomienda que te asesores con una consejera de lactancia materna.

Las cantidades que come tu bebé. En los recién nacidos, es normal que una sesión de alimentación tarde entre 10 y 15 minutos, que se tomen un descanso, y continúen. En el transcurso de la sesión, procura que tu bebé esté tragando y presta atención a las señales que indiquen que ya está satisfecho. Registra cuántas veces aproximadas come en el día, pues esta información es útil para los pediatras.

La frecuencia con la que orina tu bebé. Un recién nacido que está siendo alimentado con leche materna en la fase de calostro, en promedio orina una o dos veces al día hasta que su madre empieza a producir leche regular. Entre los primeros 3 y 5 días vida, cuando empiece a tomar leche materna, espera que moje unos 6 pañales al día, y que luego aumente hasta unos 8.

La frecuencia con la que tu bebé defeca. Al principio, los recién nacidos suelen defecar una vez al día.

Notarás que su excremento es inicialmente de color oscuro y alquitranado, y que luego a los 4 o 5 días se vuelve más espeso y de color verde-amarillento. Generalmente, los bebés que son alimentados con fórmula suelen tener menos evacuaciones intestinales que los que son amamantados.

Ten expectativas realistas

El tamaño al nacer no determina ni el peso ni el tamaño que tu hijo pueda alcanzar en la edad adulta. Considera que hay muchos adolescentes altos que nacieron prematuramente, y que el bebé más grande de tu colonia podría ser un adulto con baja estatura en el futuro.

El mejor pronosticador de la estatura final de tu hijo es el tamaño de ustedes, sus padres. El crecimiento de un bebé, luego del niño, y más tarde del adolescente, se ver impactado por factores como la genética y la nutrición.

Sin importar que tu bebé haya nacido grande, pequeño o del tamaño del promedio, es un hecho que crecerá rápidamente durante los próximos meses, así que prepárate para ello.

Conclusión

Esta guía ha tenido como propósito ayudarte a comprender mejor qué es lo que debes esperar de los primeros meses de vida de tu bebé. Espero que lo haya cumplido, y que con los consejos explorados aquí puedas ayudar a tu bebé a convertirse en un niño saludable y feliz.

Es normal que los padres cometan errores durante la crianza de sus hijos, pero lo cierto es que el cuidado, el amor y la atención son los verdaderos cimientos de un desarrollo saludable y pleno.

Recuerda que cuando se trata de criar a un niño, no hay tal cosa como "demasiada información".

Haz el esfuerzo de seguir aprendiendo lo que puedas de distintas fuentes confiables y de las personas que ya han recorrido el camino que tú estás recorriendo actualmente.

¡Gracias y que tengas buena suerte en la crianza de tu bebé!

CPSIA information can be obtained
at www.ICGtesting.com
Printed in the USA
LVHW050929050720
659739LV00004B/370

9 781646 941162